AF472853

CHEMINS DE FER DE L'ÉTAT.

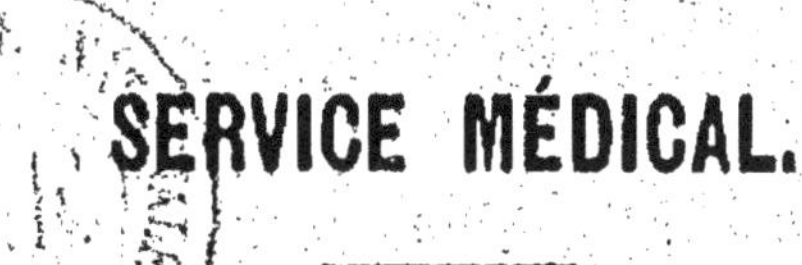

SERVICE MÉDICAL.

INSTRUCTIONS

CONCERNANT

I. Les premiers soins à donner aux blessés et aux malades, avant l'arrivée du médecin;

II. L'usage des médicaments et des objets de pansement contenus dans les boîtes de secours des gares et dans les boîtes à pansements des trains.

1911

La Table des matières par lettre alphabétique.

CHEMINS DE FER DE L'ÉTAT.

SERVICE MÉDICAL.

INSTRUCTIONS

CONCERNANT

I. Les premiers soins à donner aux blessés et aux malades, avant l'arrivée du médecin;

II. L'usage des médicaments et des objets de pansement contenus dans les boîtes de secours des gares et dans les boîtes à pansements des trains.

1911

La Table des matières par lettre alphabétique.

CHEMINS DE FER DE L'ÉTAT.

SERVICE MÉDICAL.

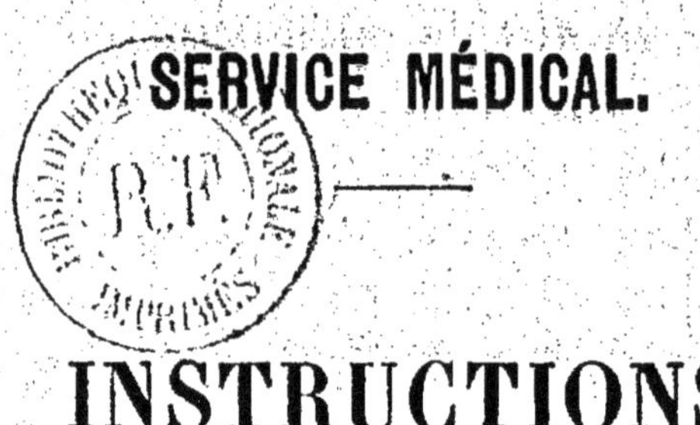

INSTRUCTIONS

CONCERNANT

I. Les premiers soins à donner aux blessés et aux malades, avant l'arrivée du médecin;

II. L'usage des médicaments et des objets de pansement contenus dans les boîtes de secours des gares et des stations.

1911

I. — PREMIERS SOINS A DONNER AUX BLESSÉS ET AUX MALADES AVANT L'ARRIVÉE DU MÉDECIN.

Précautions préliminaires. — Soins généraux.

En cas d'accident ou de maladie grave, **envoyer chercher un ou plusieurs médecins,** faciliter ou hâter leur arrivée par tous les moyens possibles.

Ne pas perdre son sang-froid.

Ne pas **impressionner** les blessés ou les malades **par des cris, des gestes, des paroles inutiles.**

Si l'accident survient **la nuit,** demander tous les moyens d'éclairage que l'on peut avoir à sa disposition. Se servir de la lanterne qui se trouve dans la boîte de secours.

---

§ I. — ACCIDENT DE CHEMIN DE FER.

RELÈVEMENT DES BLESSÉS.

Retirer avec de **très grandes précautions, avec patience, douceur et adresse**, les blessés qui se trouvent dans des voitures brisées ou renversées.

Quand la voiture est complètement renversée sur le côté, deux hommes doivent procéder au sauvetage. L'un reste sur le côté supérieur de la voiture renversée, et, par la portière ouverte, attire à lui sans secousses les personnes qu'il peut atteindre; l'autre descend dans le compartiment pour faciliter cette manœuvre et aider les personnes à se lever et à remonter jusqu'à l'orifice de la portière libre.

Lorsque des blessés sont pris entre deux pièces d'un train, soit entre une de ces pièces et le sol, et ne peuvent se dégager, il faut écarter l'une de l'autre avec des instruments appropriés (coins, crics, leviers, etc.), les pièces qui retiennent et compriment le blessé. N'essayez de relever le blessé que lorsque l'espace est assez grand pour lui permettre de glisser jusqu'à vous **sans tiraillement et sans efforts.**

Secourir d'abord, et avant tout transport, les blessés le plus dangereusement atteints, ceux qui ont perdu connaissance, ceux qui perdent du sang *et ceux qui sont atteints de fractures de membres.*

Placer toujours les blessés dans la **position horizontale, la tête basse, dans le cas de syncope; la tête élevée, dans le cas de congestion cérébrale ou d'asphyxie.**

Éviter d'enlever les blessés placés sous des débris par **des efforts violents de traction** qui aggravent les blessures et créent de nouveaux dangers.

Éviter les frictions, les massages et toute manœuvre de réduction dans les cas de fracture ou de luxation.

Ne donner à boire que de l'eau sucrée en **très petite quantité.**

Éviter l'alcool, le vin, la bière.

Éviter toute boisson dans le cas de blessure de l'abdomen.

Éviter le refroidissement auquel le blessé est particulièrement sensible.

Essuyer la sueur qui souvent baigne le blessé et le réchauffer par tous les moyens possibles.

TRANSPORT DES BLESSÉS.

Transporter les blessés hors de la voie **dans un lieu très voisin,** ombragé et en pente; si possible, dans une maison de garde, dans une salle d'attente et même dans un fourgon, **à l'abri du froid, des courants d'air, de l'humidité** et **du soleil.**

Les individus légèrement blessés, ceux dont les membres supérieurs sont seuls atteints, ceux qui ont des plaies légères de la tête et du tronc, peuvent être transportés, en s'appuyant sur le bras d'une personne, dans le lieu choisi pour le premier pansement.

Avant tout transport, dans le cas de lésion grave **(contusion grave, fracture, luxation)**

des **membres supérieurs, immobiliser soigneusement** le membre blessé.

Se servir pour cela du **drap fanon** (fig. 1)

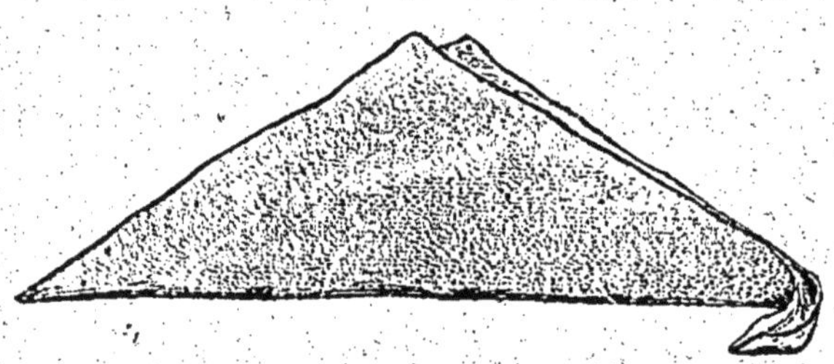

Fig. 1. — Drap fanon.

ou de tout autre linge carré (foulard, cravate écharpe), suffisamment grand, disposé en triangle. Le milieu du triangle supporte l'avant-bras, les deux pointes sont liées sur le cou (fig. 2).

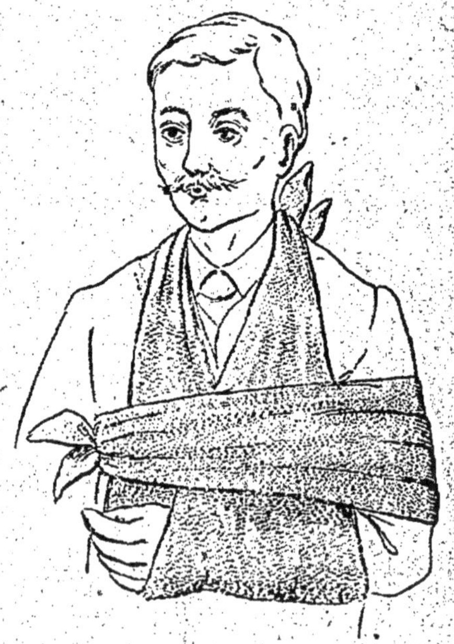

Fig. 2.

Une bande ou un mouchoir, appliqué transversalement, maintient le membre immobile, exactement appliqué sur la poitrine.

Avant de soulever le blessé pour le transporter, dans le cas de lésion grave (contusion violente, fracture, luxation) des **membres inférieurs, immobiliser soigneusement le membre blessé tout entier.**

Pour soulever et immobiliser un membre inférieur fracturé ou atteint de toute autre lésion grave, un aide doit saisir à **pleines mains** le pied, la main gauche sur le cou-de-pied, la main droite sous le talon et attirer légèrement le membre à lui en le ramenant doucement le long du membre sain, pendant qu'un autre aide saisit et immobilise la cuisse. A un signal donné, le membre est enlevé d'**une seule pièce**. On glisse alors au-dessous les lacs et l'appareil d'immobilisation. Le membre blessé, préalablement enroulé dans une couverture pliée en quatre et glissée sous lui, est lié au membre sain qui lui sert de tuteur (fig. 3) par des

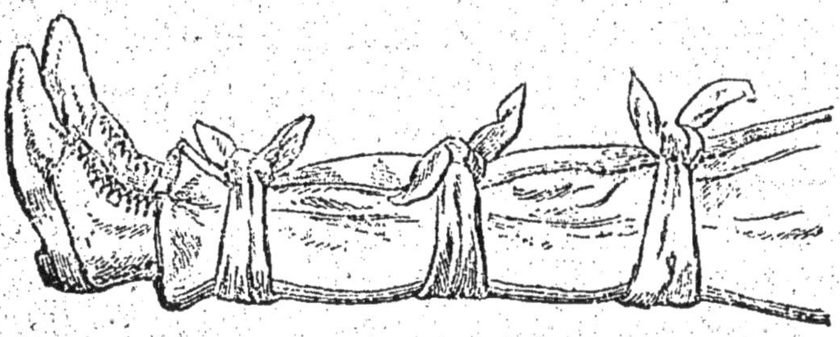

Fig. 3.

mouchoirs, des cravates, des ceintures, des bandes ou des lacs avec boucles. Des planchettes, au besoin un bâton, une canne, sont placées à la partie externe des membres (fig. 4).

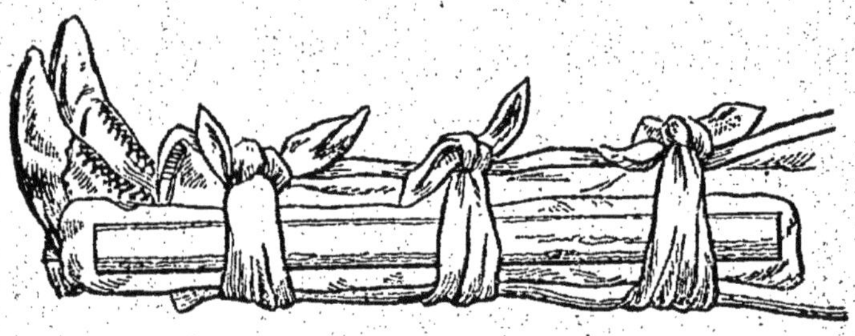

Fig. 4.

Si les objets de la boîte de pansement sont à votre disposition, appliquer l'**appareil de Scultet,** les attelles en bois ou métalliques et les lacs suivant la disposition représentée dans la figure 5.

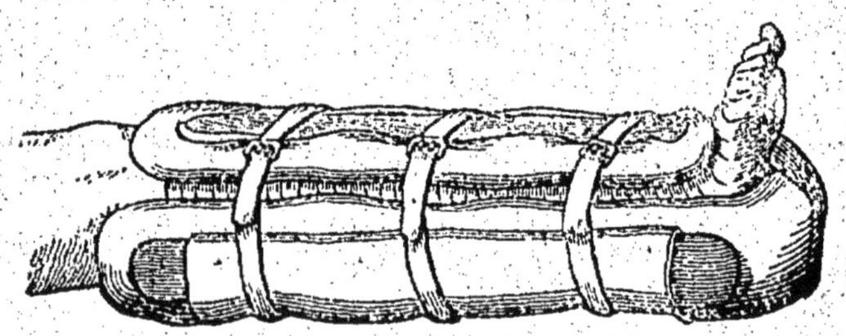

Fig. 5. — Appareil de Scultet.

Des cardes de coton ou des coussins en balle

d'avoine sont interposés entre la peau et les attelles maintenues en place par des liens à boucles ou des bandes.

Une attelle, la plus longue, est placée à la partie externe du membre, une autre attelle à la partie interne, une autre enfin à la partie antérieure.

Ne pas chercher à placer debout et à faire marcher les blessés qui présentent des lésions douloureuses des membres inférieurs.

Ne pas chercher à réduire les fractures et les luxations.

En cas de fracture, agir avec une très grande prudence, sans mouvements brusques, pendant l'immobilisation et le transport, afin d'éviter que les fragments d'os sortent à travers la peau.

Si les **fractures** sont **compliquées**, c'est-à-dire si les fragments des os ont perforé la peau, produisant ainsi une plaie plus ou moins étendue, **avant le transport** et **l'immobilisation du membre**, panser la plaie avec grand soin.

Placer avec précaution le blessé sur le brancard, laver la plaie avec de l'eau bouillie, ou même avec la solution de sublimé, et faire un pansement recouvert d'une forte quantité d'ouate.

Lorsque les délabrements sont considérables, lorsque les os sont broyés (Voir membre broyé page 41), il n'est pas possible de se servir des attelles comme moyens d'immobilisation. Placer, dans ce cas, le membre blessé dans **une gouttière** bien matelassée avec des compresses et du coton.

Après application de l'appareil d'immobilisation, à défaut de brancard, coucher le blessé sur un coussin de voiture, sur une planche, sur un montant de porte. Avoir soin de **caler** soigneusement les membres avec des coussins ou des tampons d'ouate.

Dans les blessures de la poitrine, du ventre, des membres inférieurs, éviter le transport à bras, les transports à grande distance, surtout en chemin de fer.

Ne jamais transporter des blessés gravement atteints sur des brancards dans des fourgons de chemin de fer.

Pour les transports indispensables, choisir de préférence les compartiments de 1re classe dans lesquels les blessés seront soigneusement calés et immobilisés.

Dans les cas de **fracture du crâne**, donner les soins nécessités par la commotion cérébrale. (Voir page 26 et **Apoplexie** page 44.) Éviter toute secousse et tout transport à grande distance.

Dans les cas de **fracture des côtes**, de **contusion grave de la poitrine**, empêcher le malade de marcher.

Porter le blessé sur le brancard, **avant de l'immobiliser** au moyen d'une ceinture, d'une écharpe ou du drap fanon, disposé suivant les indications de la figure 6, et fortement serré autour de la poitrine.

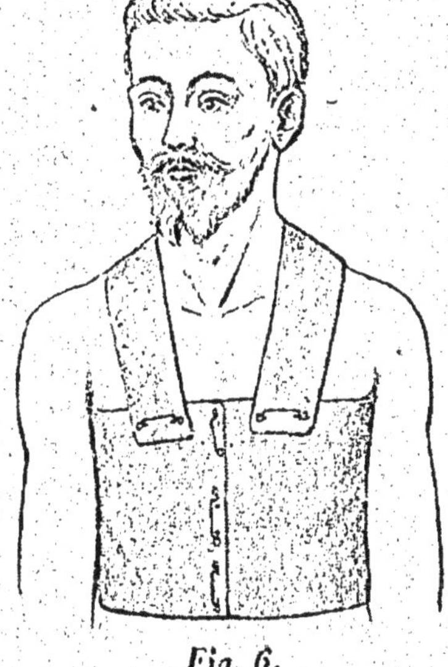

Fig. 6.

En soulevant le blessé pour le charger sur le brancard, **éviter à tout prix de prendre point d'appui sur le côté de la poitrine blessé,** soit directement, soit indirectement en saisissant le bras correspondant.

Dans les cas de **fracture du bassin** ou de **contusion grave du ventre,** prendre les mesures indiquées ci-dessus pour les lésions de la poitrine.

Enrouler une serviette ou un drap fortement serré autour du ventre.

Secourir et immobiliser le blessé le plus près possible du lieu de l'accident.

Les blessures de la poitrine et de l'abdomen réclament toujours une immobilité absolue. Éviter, par conséquent, tout transport avant l'arrivée du médecin.

(Voir aussi : **Plaies de la poitrine et du ventre,** page 31.)

A. — Transport par brancard.

Si l'on possède un brancard, charger le blessé de la manière suivante :

Un aide soutient la tête, un deuxième prend le

blessé au niveau du tronc; un troisième au niveau des membres inférieurs.

Ces trois hommes soulèvent avec précaution et en même temps le blessé et l'étendent sur le brancard (fig. 7).

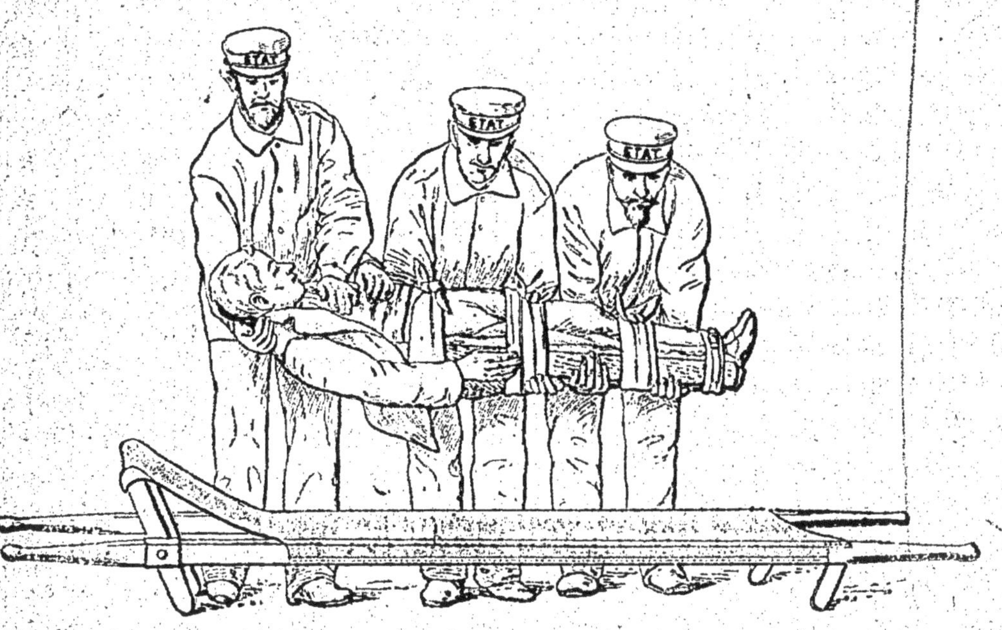

Fig. 7.

Cette façon de procéder, surtout dans les cas de blessure grave des membres inférieurs, et lorsque le blessé a perdu connaissance, est préférable à celle qui consiste à glisser le brancard sous le sujet soulevé à une assez grande hauteur par trois porteurs, l'un maintenant les membres inférieurs, les deux autres, placés de chaque côté, soutenant le bassin et le dos, suivant la disposition de la figure 8.

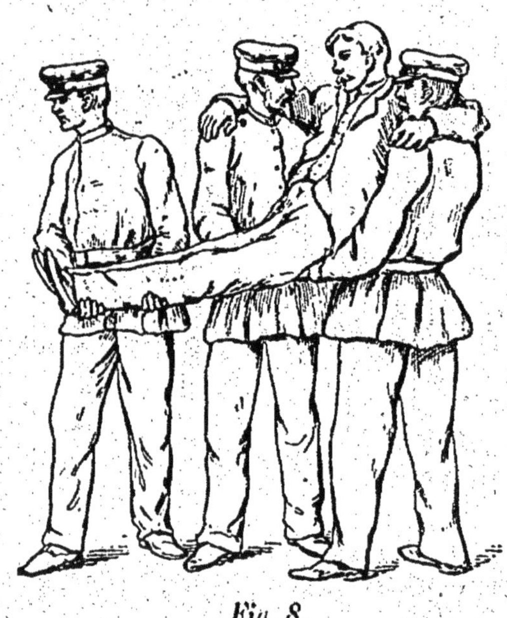

Fig. 8.

Exécuter la même manœuvre pour le déchargement.

L'aide le plus habile doit maintenir immobile le membre blessé, le soulever **le premier**, le déposer **le dernier**.

Éviter, pour glisser un blessé sur un brancard, **de le saisir par la partie atteinte.**

Prendre toujours appui sur les membres sains et sous les parties fracturées. Exécuter les manœuvres de chargement et de déchargement **avec le plus grand ensemble** et **en évitant toute secousse.**

Pendant la marche, les porteurs du brancard doivent partir chacun du pied opposé et rompre le pas en marchant. Le pas doit être régulier, égal, petit. Le pied doit traîner en marchant. (fig. 9).

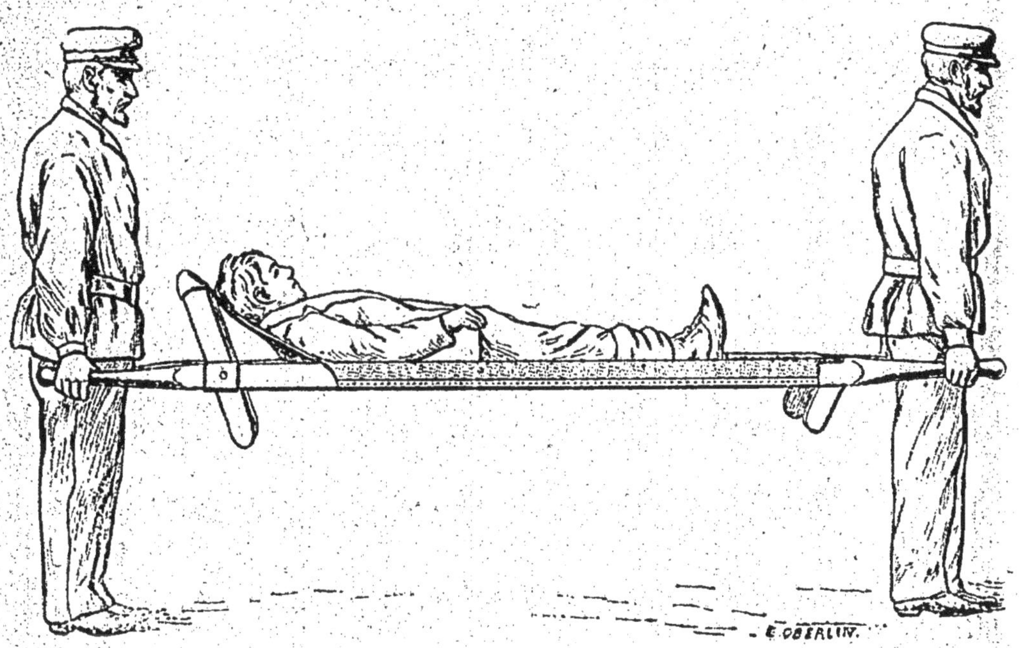

Fig. 9.

Ces précautions sont indispensables si le blessé doit parcourir une certaine distance.

Pour **monter** un escalier, l'homme qui tient l'extrémité correspondant à la tête doit passer le premier; pour **descendre,** il passe le dernier.

En cas de fracture des membres inférieurs, afin d'éviter l'action du poids du corps sur la fracture, faire passer les membres inférieurs en avant dans la **montée,** et en arrière dans la **descente.**

On peut utilement **improviser** un brancard avec une porte ou une persienne que l'on démonte.

Si l'état du blessé permet de le transporter assis, on peut se servir d'une chaise ou d'un fauteuil sur lequel on fixe deux traverses de bois. On obtient ainsi une chaise à porteur confortable.

Si l'on n'a pas de brancard ou un matériel permettant d'improviser un de ces appareils, transporter le blessé **à dos** ou **à bras.**

Ces deux modes de transport ne conviennent que pour les blessés légèrement atteints et lorsque les distances à parcourir sont peu considérables.

B. — Transport par un seul homme.

1° *Transport à dos.* — Le porteur se place devant le blessé, un genou à terre et lui tourne le dos. Il penche le corps en avant. Il se fait saisir le cou par le patient pendant que de ses bras portés en arrière il entr'ouvre les cuisses du blessé. Il se redresse alors et le blessé est ainsi chargé.

Quand le blessé ne peut s'aider, le porteur a soin, avant de se relever, de prendre point d'appui sur un bâton pour ne pas courir le risque d'être renversé.

2° *Transport à bras.* — Le porteur s'accroupit ou fléchit un genou en terre. Le blessé entoure le cou du porteur avec ses deux bras; le porteur passe une de ses mains sous les cuisses du patient et prend point d'appui, avec l'autre, sur son dos, un peu au-dessous des épaules. Il se relève avec précaution, sans secousse (fig. 10).

S'aider, s'il est possible, d'une grande pièce de linge, d'une couverture, d'une grande écharpe, disposée en diagonale sous le blessé et dont les extrémités sont liées autour du cou du porteur, suivant la disposition de la fig. 11.

Le transport devient ainsi plus commode.

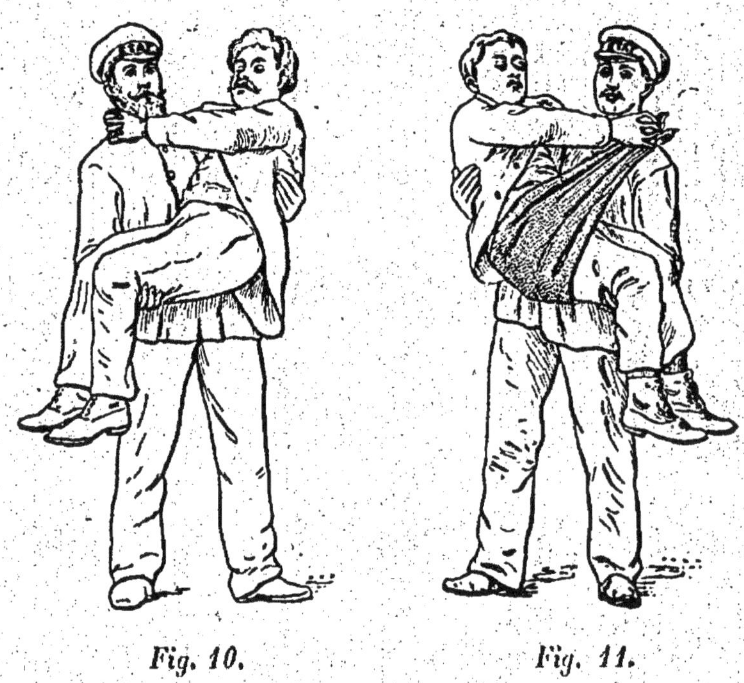

Fig. 10. *Fig. 11.*

Si le blessé a perdu connaissance et ne peut s'aider lui-même, ou s'il est trop lourd, le transport doit se faire avec l'aide de deux hommes.

C. — Transport sans brancard et à deux hommes.

Le transport peut se faire : 1° le blessé étant assis ; 2° le blessé étant couché.

1° Transport du blessé assis. — Les deux porteurs se placent un genou en terre, face tournée

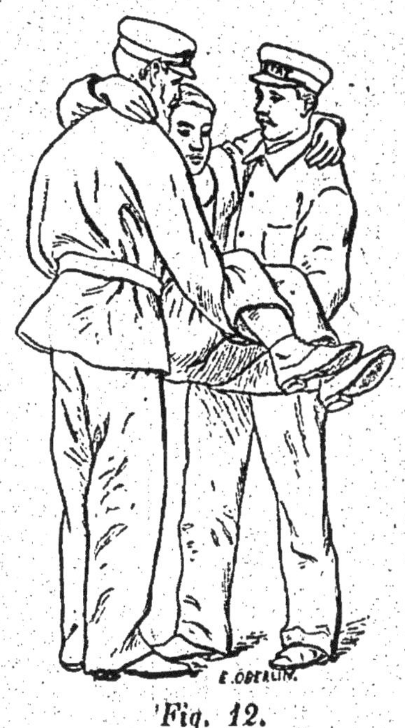

Fig. 12.

contre face, de chaque côté du blessé. Ils glissent les deux mains sous les cuisses et sous le bassin du blessé et les enlacent de façon à former un siège solide sur lequel celui-ci peut s'appuyer sans crainte (fig. 12).

On a proposé de faire reposer le siège, non sur les mains, mais sur un rond de corde, de paille tressée ou sur une serviette nouée à ses extrémités et disposée en rond. Ces moyens compliquent la manœuvre et n'aident pas les porteurs.

Si le blessé peut se lever, les porteurs restent debout, et le blessé se place de lui-même sur le siège que lui présentent les porteurs.

Chacune des mains libres des hommes est appliquée sur l'épaule du voisin pour que l'entrecroisement des bras fournisse un point d'appui solide à la partie postérieure du cou et de la tête du blessé. Les porteurs s'étant ainsi placés (fig. 12), le blessé, s'il le peut, passe ses deux bras autour du cou des porteurs.

De temps en temps les porteurs pourront s'arrêter, déposer avec précaution le patient à terre et changer de côté.

2° *Transport dans la position couchée.* — Un porteur, assis tout près de la tête du blessé, glisse ses deux bras sous les aisselles du patient et les croise sur sa poitrine; un autre se place entre les jambes du blessé, auquel il tourne le dos, s'accroupit et passe ses bras sous les jarrets du blessé.

Les porteurs se redressent lentement et en même temps, et partent du même pied.

La tête du blessé doit appuyer, pendant le transport, sur la poitrine du porteur de tête (fig. 13).

Ce moyen ne peut être utilisé que pour les blessures légères du pied, de la tête, du cou, et pour les blessures des parties molles des autres parties du corps.

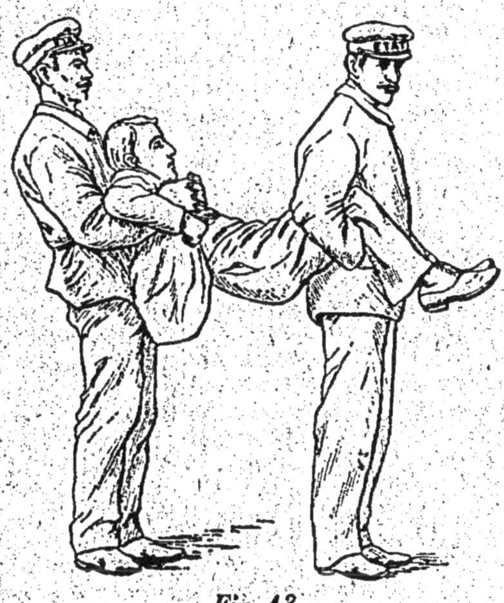

Fig. 13.

SOINS A DONNER AUX BLESSÉS.

En l'absence du médecin, ne donner que les soins absolument indispensables.

En dehors des cas d'**hémorragie** et de **perte de connaissance**, s'abstenir de toute intervention, si on a quelque incertitude sur la conduite à tenir.

I. — PERTE DE CONNAISSANCE.

La **perte de connaissance** du blessé peut tenir à plusieurs causes :

1° Syncope.

Le blessé est d'une pâleur extrême, les lèvres sont décolorées, la respiration et le pouls sont à peine sensibles.

Coucher le blessé **sur le dos, tout à fait à plat, la tête plus basse que le corps.**

Desserrer les vêtements, bien dégager le cou et la poitrine.

Enlever la terre, la boue, le sang et les autres corps étrangers qui peuvent se trouver dans les narines et la bouche et qui empêchent l'entrée de l'air dans la poitrine.

Fouetter la face et le devant de la poitrine avec un linge mouillé.

Faciliter l'accès de l'air frais autour du blessé en écartant les spectateurs.

Faire respirer des vapeurs d'éther en n'oubliant pas **que l'éther est inflammable à distance.**

Frictionner la poitrine avec de l'alcool camphré.

Éviter de faire respirer, ou d'appliquer sur la peau, l'ammoniaque ou le vinaigre.

Éviter de faire boire quoi que ce soit, surtout de l'alcool.

Ne pas perdre courage et continuer les soins pendant plusieurs heures, **et toujours jusqu'à l'arrivée du médecin.**

Si, malgré l'emploi de ces moyens, le blessé ne respire pas, faire la **respiration artificielle,** suivant les méthodes décrites plus loin (asphyxie, p. 46).

2° Syncope par hémorragie.

Si la syncope est la conséquence de l'hémorragie, chercher les points par lesquels s'écoule le sang et l'arrêter par les moyens indiqués.

(Voir p. 44 le traitement de la perte de connaissance due à une **congestion du cerveau** [apoplexie].)

3° Si la perte de connaissance est due à la **commotion cérébrale**, par des blessures du crâne ou du cerveau, la pâleur du blessé est moins marquée que dans les formes de syncope signalées plus haut.

Dans ce cas, étendre le blessé horizontalement, la tête relevée.

Se borner à donner de l'air, **à desserrer les vêtements** pour bien dégager le cou, la poitrine et le ventre, à placer des **compresses** froides sur le front **en attendant l'arrivée du médecin.**

4° Dans quelques cas de blessures graves, surtout à la suite de l'écrasement des membres, le blessé présente un état particulier d'hébétude, d'insensibilité, avec sueur froide, refroidissement général marqué **(stupeur ou choc traumatique).**

Dans ce cas, **étendre horizontalement le blessé, la tête basse.**

Frictionner énergiquement, de bas en haut, la poitrine et les membres, avec de l'alcool camphré.

Bien couvrir le blessé, le réchauffer par tous les moyens possibles, entourer la poitrine et le ventre avec une forte couche de coton.

II. — PLAIES.

Toute plaie doit être soustraite au contact de l'air, de la boue, des poussières, des corps étrangers, des vêtements, des mains des personnes qui pansent, des linges et des liquides à pansement non pu-

rifiés qui peuvent servir à laver la blessure ou à la recouvrir.

Le lavage des plaies, lorsqu'elles sont souillées, doit être fait par le médecin.

Les agents ne doivent pas, **hors le cas d'hémorragie,** déshabiller les blessés, **toucher aux plaies, même pour les couvrir, chercher à enlever les corps étrangers.** Ils pourront, s'ils ont à leur disposition les paquets de **pansement individuels** (voir p. 83) et les **objets antiseptiques** contenus dans les boîtes de secours, panser les plaies siégeant sur les parties découvertes, la tête, le cou, les mains.

Commencer dans ces cas à **se laver soigneusement, pendant au moins trois minutes, les mains avec de l'eau bouillie et avec la brosse et le savon contenus dans la boîte de secours** (voir Instruction p. 84), **nettoyer et brosser soigneusement les ongles.**

Puis tremper les mains dans une solution de sublimé (voir Instruction, p. 75) **sans les essuyer ensuite avec un linge.**

Les mains doivent rester mouillées.

Tout contact des plaies par les mains,

même les plus propres en apparence, qui n'ont pas été préalablement lavées et brossées, est dangereux.

Laver les plaies dans quelques cas, lorsqu'elles sont souillées par de la terre, lorsque les soins du médecin ne peuvent être donnés à court délai, en se servant de l'appareil d'irrigation représenté dans la fig. 14. Les récipients ou les vases qui

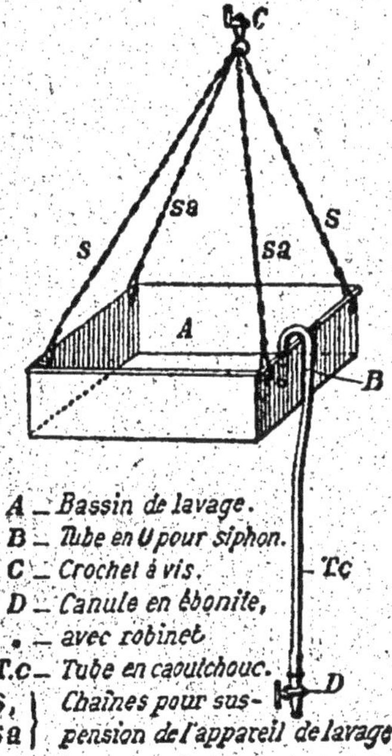

Fig. 14.

Les chaînes, le crochet à vis, la canule en ébonite et le tube en U pour siphon doivent toujours être placés dans la petite boîte ronde, en carton, destinée à être introduite dans le grand étui rond, également en carton, où est enfermé le flacon contenant le tube en caoutchouc rouge pour l'irrigation des plaies.

Les extrémités d'une même chaîne (*S* ou *Sa*) doivent être accrochées *en diagonale*.

doivent contenir les liquides pour le lavage ou les

pansements doivent toujours être **stérilisés** par le **flambage** avec l'alcool.

(Voir p. 74 les précautions recommandées pour le flambage des vases.)

Faire couler sur la plaie un filet **d'eau bouillie** obtenue avec **l'appareil de chauffage** placé dans la boîte de secours (p. 78) en ayant soin de **ne pas frotter** la partie blessée. L'irrigation débarrasse lentement la plaie des corps étrangers qui la souillent, surtout de la terre.

Ne jamais se servir que **d'eau bouillie** ou de la **solution de sublimé** préparée avec de l'eau bouillie suivant les indications de la page 75.

Dans le cas de presse et d'urgence, on peut se servir de l'eau bouillie prise sur la chaudière de la locomotive.

Ne jamais se servir d'éponges pour le lavage des plaies. Exceptionnellement, employer pour cet usage le coton hydrophile des boîtes de secours.

Une fois la plaie lavée, **procéder au pansement.**

Après avoir ouvert un **des paquets individuels**, appliquer les diverses pièces de pansement suivant les indications de la page 83. (Paquets de pansements individuels.)

Si la plaie est étendue, se servir de plusieurs paquets de pansements individuels ou utiliser les paquets de gaze, d'ouate, les bandes de tarlatane, enveloppés dans du papier imperméable et qui sont contenus dans les boîtes de secours.

Tout paquet de pansement ouvert doit être considéré comme hors d'usage.

Si la plaie est béante, on pourra essayer de rapprocher ses bords l'un de l'autre et les tenir rapprochés avec des bandelettes de taffetas gommé (page 77), **humectées avec la solution de sublimé.**

Il vaut mieux, en général, que cette opération soit faite par le médecin.

Ne jamais chercher à coudre les bords d'une plaie, ne jamais sonder, ni introduire le doigt dans une plaie, sauf dans le cas d'hémorragie grave.

Ne jamais humecter le taffetas gommé **avec de la salive ou avec une eau quelconque, à moins qu'elle ne soit bouillie ou qu'elle ne**

contienne du sublimé (solution de sublimé préparée avec de l'eau bouillie). (Voir p. 76.)

Lorsque la plaie **siège à la tête,** laver et panser suivant les indications précédentes, en ayant soin de couper préalablement les cheveux, le plus ras possible, tout autour d'elle, dans une certaine étendue.

Dans les plaies **de poitrine** ou **du ventre, éviter tout transport, tout effort du blessé pour cracher, pour tousser et pour parler.**

Secourir et immobiliser le blessé le plus près possible du lieu de l'accident.

Le coucher bien horizontalement, les genoux légèremeut fléchis et surélevés. Exceptionnellement lui donner la **position assise** si la respiration est très gênée.

Après lavage rapide de la plaie avec de l'eau bouillie, panser comme pour les plaies ordinaires, en ayant soin que le pansement dépasse largement les limites du mal et donne ainsi une occlusion parfaite.

Puis entourer la poitrine ou le ventre avec une large ceinture, une serviette ou le drap fanon, disposé suivant les indications de la figure 6, page 12 en ayant soin de serrer le bandage assez fortement.

On peut se servir pour fermer la plaie de plusieurs couches de taffetas imbibées d'eau bouillie.

Si le blessé **perd du sang** par une plaie de poitrine ou du ventre, faire l'occlusion exacte de la plaie comme précédemment et lier avec un mouchoir, une courroie, un linge, les membres supérieurs et inférieurs à leur racine en serrant modérément, assez pour arrêter le sang veineux, pas assez pour arrêter le sang artériel.

Si les intestins **sortent** à travers une plaie de l'abdomen, ne pas chercher à les faire rentrer. Les recouvrir seulement d'un linge très propre (gaze en paquet contenue dans la boîte de secours, page 83), maintenu sans pression par le bandage (cravate du blessé, serviette, drap fanon).

III. — PERTE DE SANG.

Hémorragie.

A. — Si le sang s'écoule en suintant, en

petite quantité, laver avec de l'eau chaude ayant bouilli, et appliquer un pansement assez fortement compressif, suivant les règles indiquées page 83.

B. — Si le sang s'écoule très abondamment, **agir avec sang-froid, sans perdre une seconde.**

Éviter l'usage du perchlorure de fer, du vinaigre, des toiles d'araignées, l'application de linges malpropres.

1° Le sang vient d'une plaie d'un membre.

§ *a*. **Blessure d'artère.** — Le sang est **rouge clair** et s'écoule **par jet saccadé.**

Porter directement et profondément un ou deux doigts au fond de la plaie, sur l'endroit qui saigne, et laisser **les doigts en place.**

Faire appliquer, **au-dessus de la plaie,** à la racine du membre, c'est-à-dire du côté de la hanche ou de l'épaule, une ligature fortement serrée avec une bande, avec les lacs à boucle qui se trouvent dans les boîtes de secours, avec une ceinture ou un foulard.

On peut augmenter la constriction produite en tordant le lien au moyen d'un bâtonnet que l'on introduit entre lui et la peau et que l'on tourne ensuite **(garrot)** [fig. 15 et fig. 16].

Avant d'appliquer le lien circulaire, il est utile de placer, sur le trajet de l'artère principale, au milieu du pli de l'aine pour le membre inférieur (fig. 15), à la partie interne et supérieure du bras (fig. 16) pour le membre supérieur, un tambour ou un mouchoir plié en plusieurs doubles.

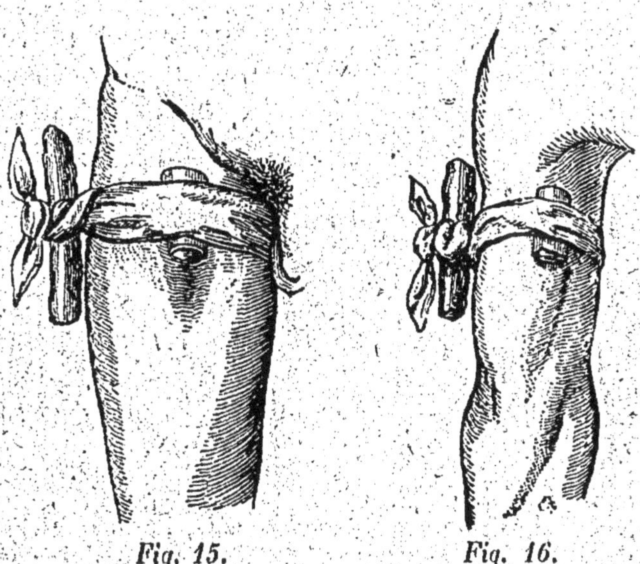

Fig. 15. *Fig. 16.*

Appliquer de préférence, si vous les avez sous

la main, le *tourniquet de J.-L. Petit* (fig. 17) ou la **bande élastique d'Esmarch**, dite **bande hémostatique** (c'est-à-dire qui arrète le sang) [fig. 18], qui se trouvent dans les boites de secours.

Disposer le tourniquet de J.-L. Petit suivant les indications de la figure 17.

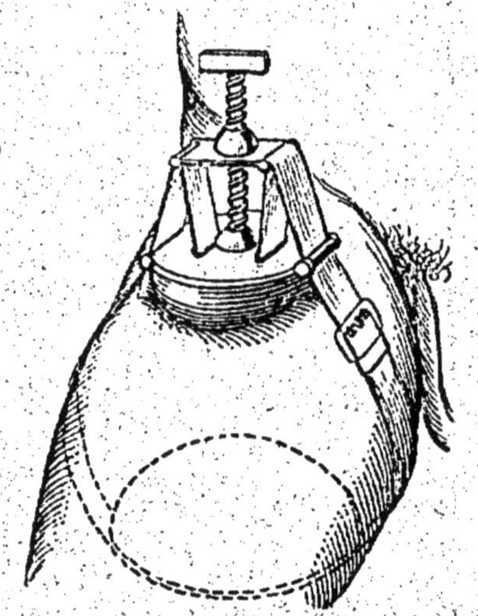

Fig. 17. — Tourniquet de J. L. Petit.

Appliquer la pelote de l'appareil sur le trajet de l'artère principale du membre, **au milieu du pli de l'aine** pour le membre inférieur, **à la face interne du bras**, vers son tiers supérieur, pour le membre supérieur. Serrer ensuite fortement la lanière élastique attachée à la pelote qui entoure le membre et la fixer sur la boucle (fig. 17).

La bande d'Esmarch, plus facile à appliquer par une personne inexpérimentée, doit souvent être préférée au tourniquet de J.-L. Petit.

Pour appliquer cette bande élastique, faire plusieurs tours de bande en spirale en commençant au dessus de la plaie et en remontant de **bas en haut** du côté de la racine du membre. Tendre la bande assez vigoureusement pendant l'application.

Insinuer l'extrémité terminale de la bande sous

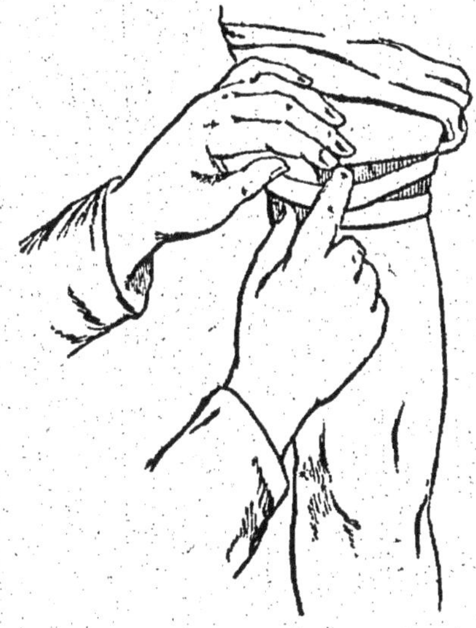

Fig. 18. — Bande hémostatique d'Esmarch.

le dernier tour, afin que, revenant sur elle-même grâce à son élasticité, elle reste exactement fixée (fig. 18).

Si l'application doit être faite sur le membre inférieur, placer, pendant l'opération, tout le membre inférieur dans la position verticale (fig. 19).

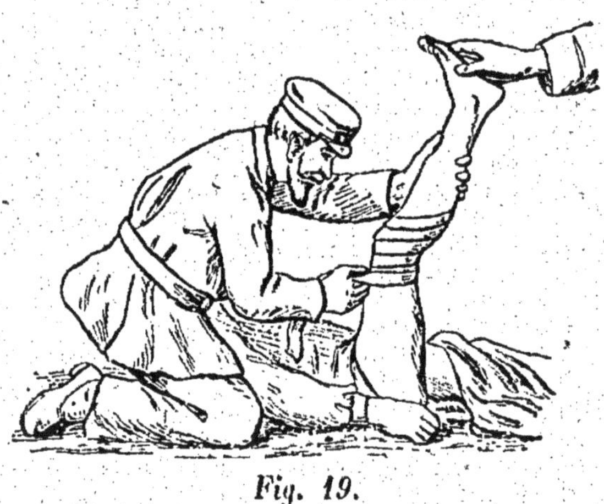

Fig. 19.

L'application d'un lien constricteur à la racine du membre arrête toute circulation dans le membre et **expose** à de **graves accidents**, tels que **la gangrène**, si la compression est **maintenue pendant longtemps**.

Hâter par conséquent, dans ces cas, l'arrivée du médecin.

N'employer ce moyen d'arrêter le sang que dans **les hémorragies très graves.**

Le tamponnement au moyen de petites boules de ouate trempées dans la solution de sublimé et fortement serrées les unes contre les autres est **insuffisant** dans les cas de plaies de vaisseaux importants.

Ne retirer le doigt placé sur une plaie qui donne abondamment du sang, ne tamponner et ne panser qu'après arrêt de l'hémorragie par application d'un lien constricteur **au-dessus de la plaie.**

Exceptionnellement, si l'on **voit** le vaisseau qui donne du sang, le saisir avec les mors de la **pince à anneaux** dite **hémostatique** contenue dans les boîtes de secours. Rapprocher ensuite avec force les anneaux l'un de l'autre; grâce à une crémaillère, ces anneaux sont alors maintenus très rapprochés et les mors de la pince fortement serrés.

§ *b*. **Blessure de veine.** — Le sang est **noir** et s'écoule d'**une façon continue.**

Même conduite que dans le cas de blessure d'une artère, avec cette *différence très impor-*

tante, qu'il faut enrouler la bande, simple ou d'Esmarch, qui doit arrêter le sang, **non** au-dessus, mais **au-dessous de la plaie,** du côté des extrémités, c'est-à-dire du côté de la main ou du pied.

2° Le sang vient abondamment de la tête, du cou, de l'aisselle, de l'aine.

Employer **avec énergie** la **compression directe** des parties qui saignent, seule ressource dans ces c..s.

Maintenir la compression avec le doigt libre ou qui appuie sur des tampons ou une compresse, **jusqu'à l'arrivée du médecin.**

Ne pas interrompre la compression pour changer les tampons ou le linge.

Ne pas **interrompre** la compression, même si l'hémorragie semble s'arrêter.

3° Le sang vient abondamment des organes profonds, par le nez et la

bouche, ou par une plaie du ventre ou de la poitrine.

Placer le blessé **sur le dos, la tête légèrement soulevée.**

Éviter de le remuer, de le déplacer.

Le débarrasser de tout ce qui peut gêner la respiration.

Frictionner énergiquement la poitrine de bas en haut avec de l'eau-de-vie camphrée.

Placer des ligatures, modérément serrées au moyen des lacs avec boucles, de bandes, de mouchoirs ou de cravates à la racine des quatre membres, c'est-à-dire tout à fait en haut des deux bras et des deux cuisses.

(Voir: **Plaies du ventre et de la poitrine,** page 3.)

(Voyez aussi: **Épistaxis, saignements de nez,** page 70.)

IV. — MEMBRE ÉCRASÉ, BROYÉ.

Arrêter le sang par les moyens indiqués plus haut (page 32).

Entourer **tout le membre** de compresses ou d'une pièce de gaze trempée dans la solution de sublimé. Placer une couche de gaze recouverte de coton hydrophile **au niveau de la plaie** et maintenir le pansement par quelques tours de bande assez serrés.

Éviter tout transport à une certaine distance.

Éviter d'exercer **aucune traction, aucun tiraillement** sur le membre.

N'arracher, ne déchirer et ne couper aucun lambeau de chair.

Traiter la commotion et la stupeur par les moyens indiqués pages 25 et 26.

Si le membre n'est pas complètement détaché, placer la partie pendante dans l'axe du membre et immobiliser dans cette position au moyen des attelles en tissu métallique ou d'une gouttière.

V. — CONTUSIONS, ENTORSES, LUXATIONS.

Dans les **blessures sans plaies**, dans les **contusions graves**, dans les **entorses (foulures)** et dans les luxations, appliquer sur les parties atteintes des compresses imbibées d'eau froide contenant quelques gouttes d'alcool camphré (voir **Entorse**, p. 61, **Luxation**, p. 68).

Dans les **brûlures**, appliquer le traitement indiqué page 5.

§ 2. ACCIDENTS, MALADIES OU MALAISES QUI PEUVENT ATTEINDRE SUBITEMENT LES VOYAGEURS OU LES AGENTS.

ACCOUCHEMENT.

Éloigner les curieux.

Envoyer immédiatement chercher un médecin ou une sage-femme.

Faire appel à la bonne volonté des femmes présentes.

Si on dispose d'un brancard, y placer la femme prise de douleurs; la découvrir le moins possible.

Éviter, autant que possible, tout transport.

Si l'enfant est expulsé, l'amener doucement sans tirer sur le cordon, hors des vêtements, le dos entre les jambes de la mère légèrement écartées, la tête étant dirigée vers l'une des cuisses, le visage étant tourné en haut et à découvert.

La section du cordon doit être faite par le médecin. Il n'y a aucun inconvénient à attendre pour pratiquer cette opération.

S'il se trouve parmi les assistants une personne expérimentée, elle peut pratiquer avec un fil solide et très propre, à 5 ou 6 centimètres du nombril de l'enfant, deux ligatures éloignées de 2 centimètres et couper avec des ciseaux, préalablement flambés avec de l'alcool, **entre les deux ligatures.**

Laisser l'accouchée en place, étendue sur le dos et la tête basse, les jarrets moyennement pliés, en attendant l'arrivée du médecin ou de la sage-femme.

S'il existe **une perte** de sang abondante par les parties génitales, maintenir le sujet immobile dans la position indiquée ci-dessus et appliquer des ligatures à la racine des quatre membres.

Si l'enfant est en état de mort apparente, différer de couper le cordon.

Introduire dans la bouche le doigt ou la barbe d'une plume, enlever les mucosités.

Insuffler de l'air, bouche à bouche, pendant que l'on presse sur la poitrine à intervalles réguliers.

Frictionner le corps et l'envelopper ensuite d'une couverture chaude.

APOPLEXIE.

L'apoplexie est surtout caractérisée par la perte subite de connaissance, la paralysie et l'insensibilité de tous les membres. Contrairement à ce que l'on observe dans la syncope (voir p. 23), la figure est rouge, les yeux sont injectés, les lèvres bleuâtres.

Étendre le malade horizontalement, **la tête élevée**, dans un endroit aéré et **moyennement chauffé.**

Placer sur la tête quelques compresses froides.

Desserrer les vêtements qui compriment l'abdomen et le cou.

Éviter toute boisson.

Éviter la respiration de substances irritantes, telles que l'ammoniaque, le vinaigre, l'alcool camphré.

ASPHYXIE.

L'asphyxie est la conséquence de **l'impossibilité ou de la gêne de la respiration**, ou de la **privation d'air**, ou de **l'absorption de gaz ou de vapeurs délétères.**

Elle est principalement causée par la compression de la poitrine ou du cou, par l'obstruction des voies respiratoires, par la submersion, par le séjour prolongé dans un endroit confiné, par les gaz méphitiques, par l'oxyde de carbone qui provient de la combustion du charbon.

Mêmes mesures que dans les cas d'apoplexie. En plus, chercher à rétablir la respiration.

Provoquer des mouvements respiratoires en

excitant l'arrière-gorge avec le doigt ou une barbe de plume.

Tirer la langue au dehors et frictionner toute la surface du corps, et débarrasser la gorge des mucosités et des corps étrangers (boue, sang) qui gènent l'entrée de l'air dans la poitrine, asperger d'eau froide le visage.

Si les mouvements respiratoires ne se rétablissent pas promptement, on pratique la **respiration artificielle** par les diverses méthodes décrites ci-dessous.

Respiration artificielle.

Le sujet est étendu sur le dos, bien horizontalement à terre ou sur une table, un coussin ou des vêtements roulés placés sous son dos (fig. 20).

1re méthode. — Appliquer chacune de vos mains, à plat sur chaque côté et en bas de la poitrine, en partie sur le ventre, **presser** fortement mais sans secousses, chassant ainsi l'air de la poitrine, **relâchez les mains**, tout en les laissant en place. La poitrine reprend ses dimensions et fait un appel d'air. Continuer ainsi, **quinze à vingt fois par minute, sans trop se presser.**

2e *méthode* **(plus facile et plus efficace).** — Étendre le sujet comme précédemment, de préférence sur une table ou sur plusieurs coussins de voiture superposés.

Se placer derrière sa tête, faire maintenir les pieds par un aide, saisir les avant-bras à pleine main au-dessous des coudes, les fléchir et les appliquer fortement contre la poitrine dans la position représentée dans la figure 21.

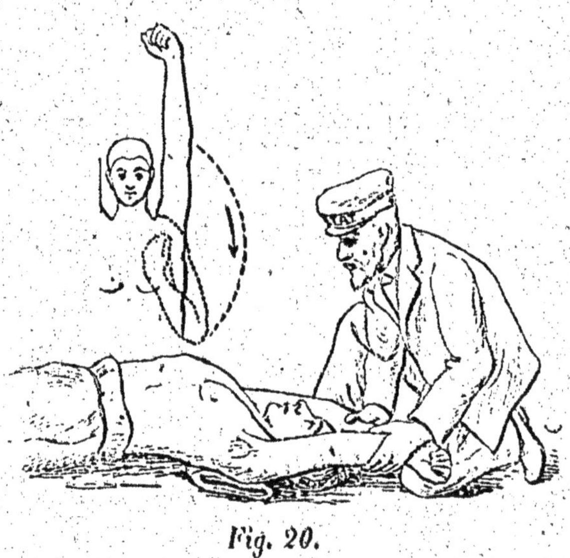

Fig. 20.

Dans un premier temps, faire décrire aux

membres supérieurs un **arc de cercle** de façon à les étendre parallèlement au plan du sol ou de la table, de chaque côté de la tête du malade. **(élévation des membres supérieurs)** [fig. 20].

Dans un **deuxième temps**, faire décrire aux membres supérieurs le même arc de cercle que dans le premier temps, **mais en sens inverse** et les ramener dans la position de départ **(abaissement des membres supérieurs)** [fig. 21].

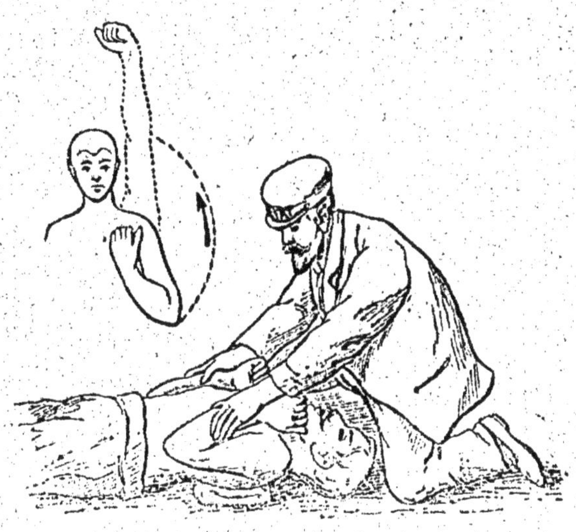

Fig. 21.

Faire alternativement, régulièrement **de 15 à 20 fois par minute**, les mouvements d'élévation et d'abaissement des membres supérieurs. A chaque mouvement d'élévation des bras, la poitrine se dilate et l'air pénètre **par inspiration.** A chaque mouvement d'abaissement des bras, la poitrine est comprimée et l'air s'échappe par **expiration.**

On doit **entendre** l'air qui sort et qui s'échappe de la poitrine pendant chaque mouvement d'élévation ou d'abaissement des bras.

Combiner les **manœuvres de la respiration artificielle avec les tractions rythmées de la langue.**

Tractions rythmées de la langue. (Méthode de Laborde.)

Ouvrir la bouche avec un morceau de bois, le manche d'une cuillière, sans **violence**, en évitant de casser les dents. Saisir la langue avec le pouce et l'index recouverts d'un linge. Puis, tirer la langue hors de la bouche, sans violence, en ligne droite, en évitant de l'appuyer sur les dents inférieures, la faire rentrer ensuite et continuer les mouvements alternatifs de traction et de refoulement, sans trop se presser, **de 15 à 20 fois par minute.**

La langue peut être saisie avec une pince spéciale (pince tire-langue) qui se trouve dans la boîte de secours. Cette pince doit, en général, être appliquée par le médecin.

Lorsqu'on combine les manœuvres de respiration artificielle avec les tractions rythmées de la langue, la langue doit être **tirée** hors de la bouche pendant le mouvement d'élévation des bras qui fait entrer l'air dans la poitrine **(inspiration)** et refoulée pendant le mouvement d'abaissement des bras qui chasse l'air de la poitrine **(expiration).**

Faire ces diverses manœuvres avec une **grande persévérance et pendant très longtemps.**

Ne pas se contenter d'obtenir quelques mouvements respiratoires, mais **persister** jusqu'au rétablissement complet de la respiration.

ATTAQUE DE NERFS.

Mouvements désordonnés, avec ou sans cris. (Voir **Convulsions**, page 55.)

BRULURES.

Éviter avec soin de déchirer les vésicules de la peau (ampoules, phlyctènes, cloches) qui se produisent dans les brûlures légères.

Si ces vésicules sont déchirées, se garder d'enlever les pellicules minces qui recouvrent encore les tissus.

Déshabiller rapidement le brûlé, surtout si la brûlure est occasionnée par l'eau des chaudières, car, dans ce cas, les vêtements imbibés d'eau bouillante, en contact avec la peau, continuent à la cuire pendant encore un certain temps.

Couper de préférence les vêtements, sans exercer **aucune traction, de façon à ne pas déchirer les vésicules ou à ne pas enlever les lambeaux d'épiderme.**

Ne jamais appliquer sur les brûlures de liquides irritants (encre, vin, huile). Se contenter de placer sur la plaie **une forte couche d'ouate purifiée** que l'on maintient par quelques tours de bande modérément serrés. Ne jamais recouvrir la ouate avec un tissu imperméable.

On peut recouvrir la brûlure avant d'appliquer la ouate, d'une couche de vaseline, en se servant d'un objet métallique préalablement flambé avec de l'alcool, en évitant **de toucher avec les doigts** la peau et la vaseline.

Dans les cas de **brûlures**, toujours très graves, **des voies respiratoires** (bouche, fosses nasales, bronches) par absorption de vapeur ou d'air surchauffé, se contenter de faire avaler quelques cuillerées d'eau fraîche et d'humecter de temps en temps la bouche et les narines avec un linge imprégné d'eau froide, en attendant l'arrivée du médecin.

Dans les **brûlures des yeux et des paupières**, se contenter de laver avec de l'eau bouillie et mettre sur les parties atteintes des compresses d'eau fraîche.

Dans les brûlures par liquides **corrosifs (vitriol, acide nitrique, esprit de sel, etc.)**, laver **de suite** à grande eau pendant un certain temps afin de diluer et d'entraîner les substances caustiques et corrosives, puis panser avec de la ouate.

Dans les **brûlures étendues**, portant sur une

grande partie du corps, éviter le refroidissement du blessé et l'entourer d'une forte couche d'ouate.

COLIQUES. — DIARRHÉE.

En attendant l'arrivée du médecin, faire boire de l'eau additionnée de quelques gouttes d'éther ou dans laquelle on fait dissoudre un comprimé de laudanum de Sydenham.

Les moindres indispositions, surtout lorsqu'elles sont accompagnées de vomissements et de diarrhée, doivent être soumises **sans retard** aux soins d'un médecin.

Pendant les grandes chaleurs, en temps d'épidémie, s'abstenir de boire de l'eau pure et surtout d'en boire en grande quantité.

L'eau glacée ou très froide est très préjudiciable. Boire du vin en quantité très modérée, faire usage de café noir.

CONGÉLATION.

La congélation d'une partie du corps **(partielle)** ou de tout le corps **(totale)** atteint surtout les personnes fatiguées, en état d'ivresse, qui sont exposées à un très grand froid.

Cet accident, surtout caractérisé par de la pâleur, de l'insensibilité, de la raideur des membres, de la gène de la respiration et de la somnolence, s'observe souvent chez les sujets qui sont immobiles et exposés à l'air froid dans les trains bloqués par la neige.

Éviter de transporter, d'emblée, le malade dans une chambre chaude ou devant le feu.

Frictionner le corps avec des linges mouillés froids. Dès que la raideur a disparu, **pratiquer la respiration artificielle.**

Ne rien faire boire. Ne pas donner de l'alcool.

Dans les congélations **partielles** du nez, de l'oreille, des orteils, **empêcher le malade de chauffer directement la partie atteinte.**

Recommander, s'il n'y a pas d'ampoules, des frictions douces sur les parties congelées avec un linge fin imbibé d'eau froide. Panser ensuite, comme pour les brûlures, avec une couche d'ouate purifiée.

CONTUSION.

Voir page 42.

CONVULSIONS.

(Attaque de nerfs.)

Les convulsions s'observent principalement dans **l'épilepsie** et **l'hystérie.**

Desserrer les vêtements.

Placer le malade horizontalement sur le dos, sur un matelas ou sur un coussin de voiture, la tête basse, dans un endroit aéré.

L'empêcher de se blesser avec les corps environnants, **mais sans le contenir par la force.**

Ne pas essayer de fléchir les membres qui se raidissent.

Ne rien faire boire.

Ne pas faire respirer un liquide à odeur forte.

CORPS ÉTRANGERS.

1° Les corps étrangers **sous les paupières**

(charbon, poussière, grain de sable, éclat de bois, copeau de fer) s'observent souvent chez les agents, les ouvriers des chemins de fer et chez les voyageurs.

Ne pas se confier à un camarade ou à toute autre personne inexpérimentée dont les doigts sont souvent malpropres et dont les ongles recèlent des poussières dangereuses.

Ne pas se frotter l'œil.

Se contenter de quelques manœuvres très simples en attendant l'arrivée du médecin.

Soulever la paupière et faire souffler à plusieurs reprises dans la direction des angles de l'œil.

Ou mieux encore :

Pincer entre le pouce et l'index droits la peau de la paupière supérieure, la tirer en avant de manière à décoller la paupière de la surface de l'œil, puis avec le bout de l'index gauche faire remonter la paupière inférieure derrière la paupière supérieure que l'on abaisse du même coup aussi bas que possible, puis abandonner les paupières à elles-mêmes.

Par cette manœuvre, le corps étranger qui est

balayé par les cils de la paupière est souvent entraîné au dehors.

Si le corps étranger est placé sous la paupière inférieure, on fait remonter la paupière inférieure sur la paupière supérieure attirée en bas.

2° **S'abstenir de toute tentative d'extraction des corps étrangers des cavités du nez, de l'oreille, ainsi que des corps étrangers situés dans l'épaisseur de la peau.**

3° S'abstenir de toute manœuvre dans les cas de **corps étrangers de la gorge**, de **l'estomac.**

Se contenter de faire ingérer de l'eau tiède, en grande quantité, mélangée d'huile d'olive, en attendant l'arrivée du médecin.

COUP DE SOLEIL.

(Coup de chaleur, Insolation.)

Les ouvriers exposés en plein soleil, les mécaniciens, les chauffeurs, etc., exposés aux ardeurs d'un foyer intense, sont sujets à cet accident.

Souvent précédée de douleurs de tête, de nausées, de tendance au sommeil, de douleurs à l'épigastre, de chaleur excessive de la peau et de besoins fréquents d'uriner, l'insolation s'accompagne bientôt de perte de connaissance, de faiblesse des membres inférieurs, de convulsions avec respiration bruyante, pouls rapide. La face est pâle, les yeux ternes, la pupille contractée. La peau est rouge, très chaude.

Porter le malade à l'ombre, dans un endroit frais.

Desserrer ses vêtements et lui retirer sa coiffure.

Appliquer sur la tête des compresses d'eau très froide.

Pratiquer sur tout le corps des frictions avec de l'eau froide.

Si les mouvements respiratoires sont complètement suspendus, **faire la respiration artificielle,** en ayant soin de la prolonger longtemps.

S'abstenir de toute boisson alcoolique.

Consulter toujours un médecin, quelques légers et passagers qu'aient été les accidents d'insolation.

COUP DE FEU.

(Par **suicide, maladresse** ou **attentat.**)

Ne pas chercher à retirer les projectiles.

Se comporter au sujet des plaies et des hémorragies comme il est dit pages 26 et 32.

COUP DE FOUDRE.

Voir **Fulguration**, page 64.

COUP DE SANG.

Voir **Apoplexie**, page 44.

COUPURES.

Voir **Plaies**, page 26.

CRACHEMENTS OU VOMISSEMENTS DE SANG.

(Hémoptysie, Hématèmese.)

Lorsqu'un blessé crache ou vomit du sang, il faut le placer sur le dos, la tête un peu élevée, et lui faire prendre, par gorgées, de l'eau froide, le débarrasser des vêtements qui le serrent, frictionner énergiquement les membres. **Faire la ligature des quatre membres à leur racine avec un mouchoir ou une bande.**

On pourra aussi placer des compresses imbibées d'eau froide au devant de la poitrine, au creux de l'estomac ou entre les deux épaules. (Voyez aussi page 65.)

DIARRHÉE.

Voir **Coliques** (page 53).

EMPOISONNEMENT.

Envoyez chercher **immédiatement** un médecin.

Conserver les liquides ou les substances vomis, afin que la nature du poison puisse être découverte.

En attendant l'arrivée du médecin et quel que soit le poison avalé, provoquer **les vomissements**, en faisant boire de l'eau chaude au malade en assez grande quantité et en chatouillant la gorge avec le doigt ou les barbes d'une plume.

Si ces moyens ne produisent pas les vomissements administrer 5 à 10 centigrammes d'émétique en trois ou quatre fois dans un verre d'eau sucrée.

Puis lavement purgatif avec trois ou quatre cuillerées de miel noir ou de sel de cuisine.

Pratiquer, au besoin, la respiration artificielle.

Tenir le malade chaudement; flanelles chaudes ou cataplasmes chauds sur le ventre; l'air coupé en grande quantité.

(**Empoisonnement par l'alcool**, voir **Ivresse**, page 67.)

ENTORSE (Foulures).

Lorsqu'une articulation devient douloureuse

immédiatement après une violence directe ou par suite de faux mouvements, sans que la jointure soit notablement déformée, on dit qu'il y a entorse.

Plonger pendant longtemps le membre foulé dans de l'eau chaude.

L'entourer de compresses imbibées d'eau additionnée de quelques gouttes d'alcool camphré.

Éviter tout mouvement.

S'abstenir de frictions ou de massages.

(Voir aussi page 42.)] ·

ÉPILEPSIE (Haut mal).

Voir **Convulsions**, page 55.

ÉPISTAXIS.

Voir **Saignement de nez**, page 70.

ÉVANOUISSEMENT.

Voir **Syncope**, page 23.

FOULURES.

Voir **Entorse**, page 61.

FRACTURES.

Les fractures sont **simples** ou **compliquées.**

Elles sont *simples* lorsque la peau qui recouvre l'os est intacte.

Elles sont **compliquées** lorsque les fragments de l'os ont perforé la peau et ont ainsi produit une plaie ouverte qui favorise l'inoculation des germes d'infection.

Les **principaux symptômes** des fractures sont :

Douleur localisée avec impossibilité de remuer le membre.

Mobilité anormale de l'os, dans un point autre que celui où existe une articulation.

Bruit de craquement, de crépitation, pendant les mouvements du membre.

Éviter de réduire le déplacement des fragments, par des tractions ou des frictions.

Éviter de rechercher la crépitation.

Voir : **Moyens d'immobilisation** et de transport **dans les fractures**, pages 7 à 11 et **Fractures des os de diverses régions**, pages 12 et 13.

FULGURATION (Coup de foudre).

Les individus frappés **par la foudre** ou par un **courant électrique intense** perdent, en général, connaissance ; ils sont paralysés des mouvements et de sentiment ; ils présentent des brûlures et des plaies.

Appliquer les soins recommandés dans l'asphyxie page 45, **insister surtout sur la respiration artificielle. Donner des soins jusqu'à l'arrivée du médecin. Des soins prolongés amènent souvent des résultats inespérés chez des sujets qui restent longtemps en état de mort apparente.**

Frictionner énergiquement sur tout le corps,

principalement le long de la colonne vertébrale et au niveau de la nuque.

Panser les **brûlures** et les **plaies** suivant les indications des pages 26 et 51.

HAUT-MAL.

Voir **Épilepsie** (page 62).

HÉMORRAGIE.

(Perte de sang.)

Hémorragie à la suite de plaie (voir page 32).

Hémorragie par le nez (voir **Saignement de nez**, page 70).

Hémorragie par la bouche (voir **Crachement** et **Vomissement de sang**, page 60).

Hémorragie par les parties génitales (pertes) [voir **Accouchement**, page 42].

HERNIES.

(Accidents et complications des hernies.)

Si, sous l'influence d'un effort, une hernie devient volumineuse, douloureuse, s'il existe des coliques très vives et des vomissements **(inflammation ou étranglement** de la hernie), **demander immédiatement les soins d'un médecin.**

En attendant, **s'abstenir de toute manœuvre de réduction**, donner un bain et appliquer sur la tumeur herniaire des compresses d'eau très froide.

Afin d'éviter les accidents, les agents atteints de hernie, surtout ceux qui font des efforts pendant leur travail, doivent constamment porter un bandage herniaire et ne le quitter que le soir au moment de se coucher.

HYSTÉRIE.

Voir **Convulsions**, page 55.

INDIGESTION.

L'arrêt de la digestion peut donner un état d'angoisse qui peut aller quelquefois jusqu'à la perte de connaissance.

Ne pas combattre le vomissement, le provoquer au contraire.

Faire prendre des infusions chaudes.

A défaut d'infusion, donner quelques gouttes d'éther sur un morceau de sucre.

INSOLATION.

Voir **Coup de soleil,** page 57.

IVRESSE.

Prendre des mesures afin que le sujet ne puisse se blesser ou blesser les autres.

Le placer au grand air, en évitant le refroidissement.

Desserrer les vêtements au niveau du cou et de l'abdomen.

Faciliter les vomissements, titiller l'arrière-gorge avec le doigt ou avec une barbe de plume, donner de l'eau tiède, puis faire prendre par gorgées de l'eau sucrée à laquelle on ajoute 10 à 15 gouttes d'ammoniaque liquide.

Coucher le malade sur le côté, la tête légèrement basse, afin que les matières vomies puissent s'écouler au dehors et ne viennent pas obstruer les voies respiratoires.

LUXATIONS.

Les luxations sont caractérisées par un déplacement des os des articulations, difficile à reconnaître pour les personnes étrangères à la chirurgie.

Qu'il y ait **luxation** ou **fracture**, le traitement provisoire est le même.

(Voir **Moyens d'immobilisation de transport dans les fractures et les luxations**, pages 7 à 11.)

Éviter toute tentative de traction ou de réduction.

Recouvrir la partie blessée avec des compresses

trempées dans de l'eau froide et **immobiliser avec soin le membre.**

MORSURES.

Si la morsure est faite par un animal (chien, chat, etc.) qui peut être soupçonné d'être atteint de la rage, exprimer aussi fortement que possible le sang et laver abondamment la plaie.

Placer un lien serré sur le membre blessé, au dessus de la plaie.

Si le médecin ne peut arriver sans retard, cautériser la plaie dans toute son étendue et sa profondeur avec une tige de fer rougie à blanc.

Même traitement pour **morsures de serpents, vipères**, etc.

NOYÉS.

Voir **Asphyxie**, page 45.

PENDAISON (Étranglement).

Dépendre immédiatement le pendu.

Enlever le lien qui étrangle.

Appliquer le traitement indiqué dans la syncope et l'asphyxie, pages 23 et 45.

PERTE DE CONNAISSANCE.

Voir **Syncope**, page 23.

Voir aussi **Apoplexie** (page 44), **Asphyxie** (page 44), **Convulsions** (page 55), **Indigestion** (page 67), **Ivresse** (page 67).

PERTES DE SANG.

Voir **Hémorragie**, page 65.

Voir **Accouchement, Pertes de sang chez la femme** (page 42).

PLAIES.

Voir pages 26 et suivantes.

SAIGNEMENT DE NEZ.

Si la perte de sang par le nez est abondante, faire asseoir le malade au frais, la tête droite.

Faire lever verticalement le membre supérieur du côté correspondant à la narine par laquelle sort le sang.

Appliquer des compresses d'eau froide sur le front.

Faire aspirer de l'eau chaude ou additionnée de quelques gouttes de jus de citron.

Introduire dans les narines des boulettes d'ouate légèrement imbibées d'eau vinaigrée ou alcoolisée et comprimer légèrement les narines avec les doigts.

STRANGULATION.

Voir **Pendaison**, page 69.

SUBMERSION.

Les personnes retirées de l'eau en état de mort apparente sont les unes atteintes de **syncope**, les autres d'**asphyxie**.

Voir traitement de la **syncope** (page 23) et de l'**asphyxie** (page 45).

SYNCOPE (Perte de connaissance).

Voir page 23.

VOMISSEMENT.

Dépend de causes variées.

Voir **Indigestion**, page 67.

Crachement et vomissement de sang, pagé 60.

Coliques, page 53.

Empoisonnement, page 60.

Hernie, page 66.

Dans tous les cas, en attendant l'arrivée du médecin, donner des boissons chaudes **sans alcool**. Diète. Appliquer des linges chauds ou des cataplasmes sur la région de l'estomac.

II. — USAGE DES MÉDICAMENTS ET DES OBJETS DE PANSEMENT CONTENUS DANS LES BOITES DE SECOURS DES GARES ET DES STATIONS.

1° MÉDICAMENTS.

ALCOOL CAMPHRÉ.

S'emploie toujours étendu d'eau : trois parties d'eau pour une partie d'alcool. **Ne doit jamais être administré à l'intérieur.** — Sert à imbiber des compresses que l'on applique sur les parties contusionnées.

ALCOOL RECTIFIÉ.

Ne doit être employé que pour l'usage

externe. — Sert à flamber et à stériliser les vases ou les instruments, ou à dissoudre certains produits pharmaceutiques.

Pour stériliser les vases destinés à contenir les liquides antiseptiques ou l'eau bouillie, verser au fond du vase la valeur d'une demi-cuillerée à café d'alcool, y mettre le feu, incliner le vase pour que la flamme ait contact avec tous les points de la surface intérieure.

Éviter de laisser écouler l'alcool enflammé hors du vase. Éloigner l'alcool du feu et des substances inflammables.

CHLOROFORME DUMOUTHIERS (en tubes).

Anesthésique. — **Ne doit être employé que par le médecin.**

COMPRIMÉS FÉDIT AU LAUDANUM DE SYDENHAM (poison).

Ne doit être employé **que par le médecin,**

excepté dans le cas de diarrhées, de coliques, de vomissements violents.

Chaque comprimé représente 1 dose de 5 à 6 gouttes que le malade peut ingérer directement dans ce cas.

Lorsque le laudanum est **liquide**, verser 5 à 6 gouttes dans un verre d'eau que l'on fait prendre au malade.

COMPRIMÉS FÉDIT AU SUBLIMÉ.

(1 comprimé contient 25 centigrammes de sublimé.)

Poison violent qui ne doit être employé que pour l'usage externe et en petite quantité : 2 comprimés pour un litre d'eau bouillie. Sert pour le nettoyage des mains des aides et du chirurgien et pour le lavage des plaies.

Des compresses ou du coton imbibés de la solution de sublimé peuvent être appliqués sur les plaies **peu étendues**, en attendant l'arrivée du médecin. — **Ne jamais se servir d'éponges.**

Les comprimés au sublimé peuvent être remplacés **provisoirement** par des solutions au sublimé ou à l'acide phénique et à la glycérine:

1° Solution de sublimé au cinquième, dans un flacon de couleur fumée, contenant:

Alcool....................	4 grammes.
Sublimé..................	1 —

Poison violent qui ne doit être employé qu'étendu d'eau, et dans la proportion **d'une cuiller à café pour un litre d'eau.**

Pour préparer la solution, se servir **de la cuiller en caoutchouc durci** placée à cet effet dans la caisse de secours.

Le liquide, préparé suivant les indications, sert à laver les blessures ou dans quelques cas à imbiber légèrement les compresses qui sont placées sur les plaies.

2° Solution d'acide phénique et de glycérine à parties égales contenue dans 1 flacon de couleur fumée.

Poison ne devant être employé qu'étendu

d'eau et dans la proportion d'**une cuiller à café pour un verre d'eau.**

Le liquide, ainsi préparé, sert à laver les plaies.

La solution phéniquée ne doit pas être employée pour le pansement ou le lavage des plaies des extrémités (mains, pieds).

La solution au sublimé convient mieux dans ce cas.

ÉTHER (poison).

Peut être respiré directement **pendant quelques secondes.** Sert à ranimer les personnes évanouies.

S'administre à l'intérieur en versant **10 à 20 gouttes** dans un verre d'eau.

Éloigner l'éther du feu, des flammes, des lumières, afin d'éviter une explosion. Ce produit s'enflamme même à distance d'un foyer de chaleur.

TAFFETAS D'ANGLETERRE ou Sparadrap caoutchouté antiseptique.

Tailler le taffetas ou le sparadrap en bandelettes

et ramollir la surface brillante avec de l'eau. Ces substances servent à rapprocher les bords des plaies, à **fermer complètement** certaines plaies, notamment celles de la poitrine et de l'abdomen.

Ne jamais employer la salive, même celle du blessé, pour mouiller et faire adhérer le taffetas.

VASELINE.

Substance blanche onctueuse. Appliquée sur des compresses, elle sert à panser les brûlures.

II. — APPAREILS ET OBJETS DE PANSEMENT.

APPAREIL DE CHAUFFAGE ET BIDON D'ALCOOL A BRULER.

Sont employés pour faire bouillir l'eau destinée

à dissoudre les médicaments et à nettoyer les instruments.

Chaque fois que l'on aura fait usage du **réchaud**, avant de le remplacer dans la **gamelle**, avoir soin de reverser dans le **bidon** l'alcool pouvant rester dans ledit **réchaud**.

APPAREIL DE SCULTET.

Doit être appliqué suivant les indications de l'**Instruction sur les premiers soins à donner** (p. 9).

APPAREIL POUR LAVAGE ET IRRIGATION DES PLAIES.

Le croquis ci-dessous indique la composition et le dispositif de l'appareil pour le lavage et l'irrigation des plaies.

Les chaînes, le crochet à vis, le tube en U pour siphon et la canule en ébonite, avec robinet, doivent toujours être placés dans la petite boîte ronde, en carton, destinée à être introduite dans le grand étui rond, également en carton, où est enfermé le flacon d'eau phéniquée contenant le

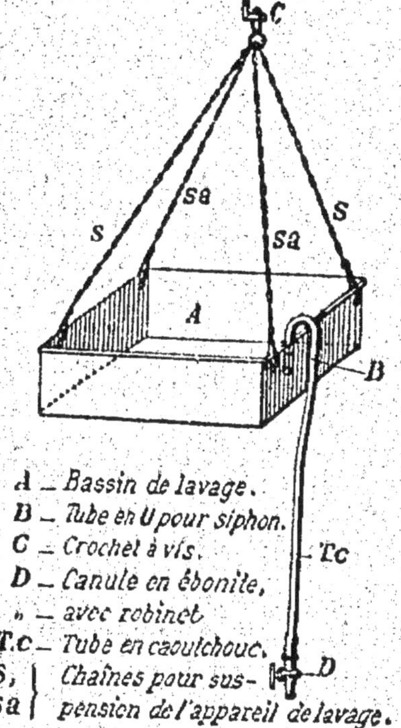

Fig. 22.

Les chaines, le crochet à vis, la canule en ébonite et le tube en U pour siphon doivent toujours être placés dans la petite boîte ronde, en carton, destinée à être introduite dans le grand étui rond, également en carton, où est enfermé le flacon contenant le tube en caoutchouc rouge pour l'irrigation des plaies.

Les extrémités d'une même chaine (*S* ou *Sa*) doivent être accrochées *en diagonale*.

tube en caoutchouc rouge pour l'irrigation des plaies.

COUSSINS EN BALLE D'AVOINE. ATTELLES ASSORTIES ET ARTICULÉES. LACS AVEC BOUCLES.

Ces attelles, ou éclisses, sont de petites règles en

bois; elles servent à maintenir dans l'immobilité un membre fracturé. Pour cela, envelopper d'abord le membre dans du coton assez épais, ou bien placer, de chaque côté, des coussins de balle d'avoine ou des cardes d'ouate de coton et appliquer par-dessus les groupes d'attelles conjuguées, en les disposant de façon que l'attelle moyenne soit placée à la partie antérieure ou postérieure du membre, selon le cas. On fixe ces attelles par des **lacs** avec boucles moyennement serrés (Voir page 9).

DRAP FANON.

Pièce de linge assez longue et large servant à entourer les attelles. Elle est fixée par des cordons qui maintiennent tout l'appareil.

L'usage des attelles en **tissu métallique,** reliées les unes aux autres, rend l'emploi du drap fanon à peu près inutile.

Le drap fanon peut servir comme écharpe ou comme bandage de corps.

Une serviette, un mouchoir, suffisamment grands, peuvent remplacer les draps fanons.

FIL DE SOIE STÉRILISÉE POUR LIGATURES. ÉPINGLES DE SURETÉ. AIGUILLES A SUTURES ET FIL D'ARGENT.

Servent au chirurgien pour arrêter les hémorragies et fixer les pièces de pansement. (Voir : **Instruction sur les premiers soins à donner.**)

OUATE HYDROPHILE.

Très inflammable. — Sert à laver et à recouvrir les plaies.

Ne toucher la ouate qu'avec des mains très propres, préalablement lavées avec la brosse et le savon d'abord et ensuite avec une solution de sublimé.

PAQUETS DE PANSEMENTS INDIVIDUELS. BANDES. COMPRESSES. CARDES DE COTON. GAZE SIMPLE.

Servent à panser les plaies et les brûlures suivant les indications de l'**Instruction sur les premiers soins à donner.**

La plaie étant lavée, placer directement sur cette plaie 4 à 5 feuilles de gaze qui ne doit pas être mouillée. Au-dessus de cette gaze, mettre une couche de coton assez épaisse ou une compresse, puis une feuille imperméable et fixer le tout par quelques tours de bandes assujettis avec les épingles, en ayant soin de ne serrer que très modérément.

Tout paquet ouvert ou qui a été souillé par le contact d'objets malpropres, et du sol en particulier, doit être considéré comme hors d'usage.

Éviter de toucher la surface du panse-

ment qui doit être appliqué sur la peau.

Les mains des aides ou des personnes qui font les pansements doivent être très propres, et lavées avec la brosse et le savon, d'abord, et ensuite avec une solution de sublimé.

TOURNIQUET DE J.-L. PETIT. BANDE D'ESMARCH.

Le tourniquet de J.-L. Petit et la bande d'Esmarch sont appliqués suivant les indications de l'**Instruction sur les premiers soins à donner** (pages 35 et 36). Ils servent à arrêter les hémorragies des membres. La bande hémostatique devra être enroulée en serrant **très légèrement** de bas en haut et fixée par plusieurs tours à la racine du membre. **Son application doit être surveillée par le médecin.**

TROUSSE.

A part les ciseaux et les pinces, les instruments

de la trousse **ne doivent servir qu'au médecin.**

1° Les ciseaux servent à couper les vêtements dont on ne pourrait autrement débarrasser les blessés et pour tailler les bandes, compresses et autres objets de pansement.

2° Les pinces servent à enlever quelques corps étrangers, ceux qui sont **superficiels** et qui peuvent être extraits **sans violence et sans efforts.**

3° **Les pinces hémostatiques** servent à saisir les tissus par lesquels se fait l'écoulement sanguin ou même les vaisseaux ouverts : elles doivent rester en place jusqu'à l'arrivée du médecin. (Voir : Instructions sur les premiers soins à donner, page 38.)

SERINGUE A INJECTIONS HYPODERMIQUES.

Cet instrument doit être accompagné d'une petite capsule-cuiller en aluminium destinée à faire, au moyen d'une allumette, dissoudre les comprimés de chlorydrate de morphine. — **La seringue et les comprimés de morphine ne doivent servir qu'au médecin.**

Tout paquet de pansement ouvert doit être considéré comme hors d'usage.

Paris, le 1er septembre 1907.

Le Médecin en Chef,

P. REDARD.

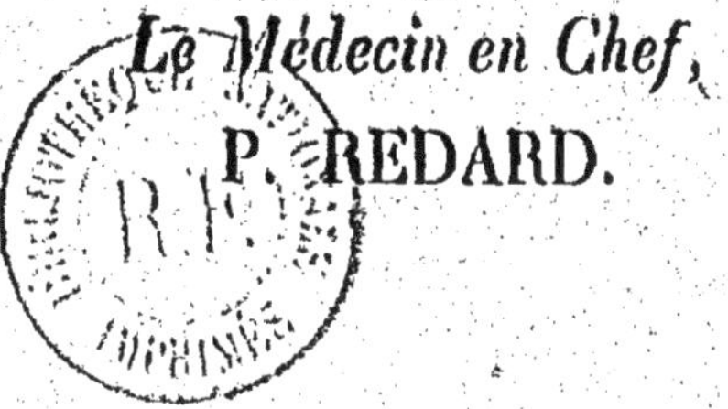

TABLE DES MATIÈRES.

I. — PREMIERS SOINS A DONNER AUX BLESSÉS ET AUX MALADES AVANT L'ARRIVÉE DU MÉDECIN.

§ 2. — ACCIDENTS, MALADIES OU MALAISES QUI PEUVENT ATTEINDRE SUBITEMENT LES VOYAGEURS OU LES AGENTS.

II — USAGE DES MÉDICAMENTS ET DES OBJETS DE PANSEMENT CONTENUS DANS LES BOITES DE SECOURS DES GARES ET STATIONS.

1° *Médicaments.*

2° *Appareils et objets de pansement.*

www.ingramcontent.com/pod-product-compliance
Ingram Content Group UK Ltd.
Pitfield, Milton Keynes, MK11 3LW, UK
UKHW021226230726
13926UKWH00003B/1259